W0181835

Heilpflanzenbüchlein

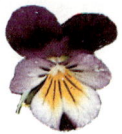

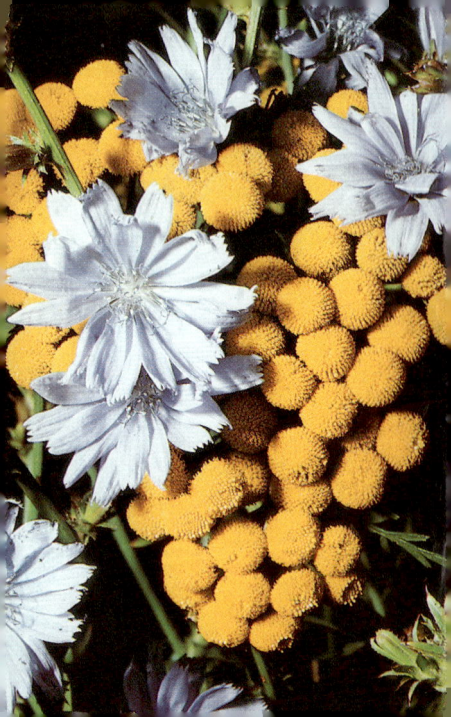

Heilpflanzen
BÜCHLEIN

von
Gerhard Siegel

Verlag für die Frau
Leipzig

ISBN 3-7304-0348-6

3. Auflage 1996
© Verlag für die Frau GmbH, Leipzig 1993
Fachliche Beratung: Christoph Needon
Fotos: Harald Lange,
Christoph Needon (S: 38, 52, 100),
Brigitte Weibrecht (S. 104, 108)
Titelfoto: Siegfried Prölss
Typografie und Einband: Lore Jacobi
Printed in Czech Republic

Inhalt

Ein Wort zuvor

»Gegen jede Krankheit ist ein Kraut gewachsen«, heißt es oft. Noch unseren Großeltern war die Kenntnis der Heilpflanzen ganz selbstverständlich. Tee, Kräutersalben und -tinkturen hatten ihren festen Platz in der Hausapotheke. Bei ernsthaften Erkrankungen ersetzt die »Medizin aus der Natur« natürlich nicht den Arzt, doch vorbeugend und bei kleineren Störungen des Wohlbefindens, bei »harmlosen« Erkrankungen wie Erkältung, Magenverstimmung, Schlafstörung oder zur Unterstützung der ärztlich verordneten Therapie sind Kräuterpräparate oft sinnvoller als der Griff zur Tablette.

Wer sich mit Heilpflanzen beschäftigt, sie in freier Natur sammelt oder im Garten anbaut, der gewinnt schon damit neben der Freude an der Natur auch etwas für seine Gesundheit. Und selbst ein Strauß frischer Kräuter im Wohnzimmer oder am Arbeitsplatz, der außer dem angenehmen Duft keine direkte Wirkung auf den Körper hat, ist ein bißchen »Massage für die Seele«.

Mit diesem Büchlein wollen wir den Leser anregen, sich mit den heimischen Heilpflanzen zu beschäftigen. Wir stellen eine Auswahl der bekanntesten und verbreitetsten Pflanzen Mitteleuropas vor und zeigen ihre Anwendung.

Historisches

Über Jahrhunderte wurden Krankheiten und Gebrechen mit Heilpflanzen behandelt. Gesicherte Erkenntnisse reichen bis in die Zeit der Pfahlbauten zurück. Durch Keilschriften der Sumerer ist bekannt, daß bereits im 5. Jahrtausend v. Chr. Pflanzen als Arznei verwendet wurden. Im 2. Jahrtausend v. Chr. waren in Ägypten schon 80 Pflanzen mit Heilwirkung bekannt, und der griechische Arzt Hippokrates (460–377 v. Chr.) beschrieb 234 Heilpflanzen.

In Mitteleuropa beschäftigten sich vor allem die Mönche mit Anbau und Anwendung von Heilkräutern – der Benediktinerorden z. B. wurde durch die Kräuterheilkunde weithin bekannt.

Bis zur Mitte des vorigen Jahrhunderts stellte man Arzneimittel fast ausschließlich aus heilkräftigen Pflanzen her. Doch die Ärzte forderten zunehmend besser dosierbare Medikamente mit überprüfbaren Wirkstoffen. Diese Forderung konnte nur die Chemie erfüllen. Immerhin sind heute noch etwa 10 Prozent aller Arzneimittel reine Pflanzenpräparate – ohne die Nebenwirkungen, die chemische Mittel meist haben.

Die Bedeutung von Tee, Tinkturen, Badezusätzen nimmt seit einigen Jahren erfreulich zu, Heilpflanzen rücken wieder mehr in den Blickpunkt.

Kräutergarten Natur

Das Sammeln

Nur wer die Heilpflanzen gut kennt, sollte sie sammeln. Erste Sammelgänge macht man am besten unter fachmännischer Anleitung.

Gesammelt werden nur saubere, gesunde Pflanzen, die frei von Schädlingen sind.

In der Nähe von verkehrsreichen Straßen, Autobahnen, Industrieanlagen, chemisch gedüngten oder mit Pflanzenschutzmitteln behandelten Feldern verbietet sich das Sammeln. Pflanzen, die unter Naturschutz stehen, dürfen ebenfalls nicht gesammelt werden – auch nicht, wenn sie in großen Mengen vorkommen. (Die Arnikablüte auf unserem Titelfoto stammt von einer Pflanze, die im Garten wächst.) Selbstverständlich sammeln wir nicht in Naturschutzgebieten, Flächennaturdenkmalen und geschützten Landschaftsbestandteilen. Einzelpflanzen sollte man ebenfalls beim Sammeln schonen.

Sammeln macht Spaß. Und da Tees und Tinkturen heutzutage ihren Preis haben, wenn man sie fertig in der Apotheke kauft, lohnt sich gelegentlich die eigene Mühe.

Die Sammelzeit

Die meisten Wirkstoffe haben frisch gesammelte Pflanzen. Frische Kräuter kann man schon im zeitigen Frühjahr finden. Die Sammelzeit endet oft erst im späten Herbst. Für die Konservierung ist die bei den einzelnen Arten angegebene Sammelzeit, der *Zeitpunkt des größten Wirkstoffgehaltes,* wichtig.

Als Faustregel gilt: Blüten zu Beginn

der Blütezeit, Blätter vor der Blüte, Wurzeln im zeitigen Frühjahr oder im Herbst, Früchte zur Zeit der Reife zu sammeln.

Die beste Tageszeit ist der Vormittag an einem sonnigen Tag, wenn der Tau abgetrocknet ist. Wurzeln haben am frühen Morgen den höchsten Gehalt an Inhaltsstoffen.

Die Kräuter werden mit der Schere oder mit dem Messer abgeschnitten und sehr sorgfältig transportiert. Plastikbeutel sind dafür ungeeignet, da die Pflanzen in ihnen »schwitzen«.

Das Trocknen

Pflanzenteile, aus denen für späteren Gebrauch Tee bereitet werden soll, trocknet man. Das zerkleinerte Sammelgut wird in dünner Schicht auf unbedrucktes Papier oder Tücher ausgebreitet und an einen schattigen, luftigen, warmen Platz gebracht. Nur Wurzeln werden vorher gründlich gewaschen. Unzerkleinerte Kräuter bindet man zu kleinen Sträußen und hängt sie auf. Diese Methode empfiehlt sich auch, wenn die Pflanzen vor dem Trocknen gewaschen werden müssen (z. B. nach längeren Trockenperioden). Zerkleinerte Wurzeln und Beeren trocknet man im Backofen bei höchstens 35 °C.

Zur Aufbewahrung der rascheltrockenen Kräuter sind farbige Gläser mit Deckel am besten geeignet. Licht zerstört die Wirkstoffe. Länger als ein Jahr sollten getrocknete Kräuter aber nicht aufbewahrt werden.

Heilpflanzen im Garten

Einige Heilpflanzen lassen sich mühelos im Garten anbauen. Sie benötigen einen sonnigen Standort und stellen an den Boden keine besonderen Ansprüche. Oft genügt für den Eigenbedarf schon eine einzelne Pflanze (z. B. Salbei). Als Zierpflanze sind beispielsweise Lavendel und Ringelblume bekannt. Die winterharten Heilpflanzen finden in der Kräuterecke oder auf der Staudenrabatte Platz.

Als Jungpflanzen werden in Gartencentern u. a. folgende winterharte Arten angeboten: Arnika, Baldrian, Frauenmantel, Lavendel, Melisse, Odermennig, Pfefferminze, Salbei, Thymian und Wermut. Von einigen Arten kann man auch Saatgut im Fachhandel kaufen. Die Aussaat erfolgt in Saatschalen oder auf einem gut vorbereiteten Beet.

Durch Aussaat an Ort und Stelle können die einjährige Kamille, die Ringelblume und der zweijährige Fenchel im Garten angebaut werden. Selbstverständlich düngt man nur mit Naturdünger (z. B. Kompost) und verzichtet auf Pflanzenschutzmittel.

Kräutertee

Aufguß

Tee kann man auf verschiedene Art bereiten. Wichtig ist, die Inhaltsstoffe dabei weitgehend zu schonen. Für den Aufguß wird immer ein Porzellan-, Steingut- oder Glasgefäß benutzt. Auf die (getrocknete) Droge gießt man sprudelnd heißes Wasser und läßt bei zugedecktem Gefäß ziehen. Danach gießt man den Tee durch ein Sieb (kein Metallsieb verwenden) ab. Als Faustregel gilt: 1 Tasse Wasser (150 ml) auf 1 Eßlöffel (2–5 g) Droge (bei frischen Kräutern die doppelte Menge). Man läßt 10–15 Minuten (frische Kräuter nur 5 Minuten) ziehen. Auf Besonderheiten der Zubereitung wird bei den einzelnen Arten hingewiesen.

Im Normalfall werden zwei Tassen

warmer Tee täglich getrunken, eine früh nüchtern und eine abends oder beide schluckweise über den Tag verteilt. Die Kurdauer beträgt mindestens drei Wochen.

Kräutertee trinkt man ungesüßt, aber auch mit Bienenhonig oder braunem Kandiszucker.

Kaltauszug

Die Droge wird mit kaltem Wasser angesetzt und muß anschließend 6 bis 10 Stunden ziehen. Zum Trinken erwärmt man dann den Tee (nicht kochen!). Ein Kaltauszug kann von folgenden Pflanzen mit hitzeempfindlichen Inhaltsstoffen hergestellt werden: Baldrian, Eibisch, Hagebutte, Kalmus, Malve, Melisse und Mistel.

Es ist auch eine Kombination von Aufguß und Kaltauszug möglich.

Man übergießt den Kräuterrückstand mit heißem Wasser, läßt ihn ziehen, gießt den Tee durch ein Sieb ab und mischt ihn mit dem Kaltauszug. In diesem Falle ist jeweils die halbe Wassermenge zu verwenden.

Abkochung

Bei diesem Verfahren werden zerkleinerte Wurzeln, Samen (und Rinden) mit kaltem Wasser angesetzt und bei kleiner Flamme 5–10 Minuten gekocht. Man läßt die Abkochung noch 3 Minuten ziehen und gießt durch ein Sieb ab. Als Abkochung werden die Wurzeldrogen von Beinwell und Eibisch zubereitet, sie ist auch bei Quecke, Wegwarte und Fenchel (Samen) möglich.

Teemischungen

Wenn man verschiedene Kräuter

mischt, können sie sich in ihrer Wirkung ergänzen und verstärken. Mischtees sind also in vielen Fällen empfehlenswerter als Tee aus nur einer Droge. Die Kräuter für Teemischungen kann man sich nach der beschriebenen Wirkung selbst zusammenstellen.

Einige bewährte Mischungen als Beispiele:

Beruhigungstee:
50 g Baldrian, 20 g Melisse,
20 g Pfefferminze, 20 g Hopfen

Magentee:
30 g Kalmus, 20 Kamille, 40 g Pfefferminze, 10 g Wermut

auswurffördernder Hustentee:
30 g Huflattich, 10 g Königskerze,
30 g Spitzwegerich, 30 g Thymian

Weitere Zubereitungen

Tinktur

Zur Bereitung der Tinktur wird ein verschließbares Glas oder eine Flasche locker mit frischen Kräutern gefüllt und mit 38–40 %igem Korn- oder Obstbranntwein übergossen. Gut verschlossen bleibt dieses Gefäß an einem warmen Platz (20 °C) stehen und wird jeden Tag geschüttelt. Nach 2 Wochen filtert man durch ein Leinentuch und füllt in dunkle Flaschen ab. Tinkturen verwendet man meist zu Umschlägen oder als Einreibung. Dazu eignen sich z. B.: Arnika, Baldrian, Beinwell und Labkraut. Tinkturen gibt es auch fertig in der Apotheke.

Salbe

Wer sich Salbe selbst herstellen

möchte, gibt kleingeschnittene, frische Kräuter in erhitztes Schweineschmalz, nimmt die Pfanne vom Feuer und läßt sie über Nacht stehen. Am nächsten Tag erwärmt man leicht, filtert durch ein Leinentuch und füllt in kleine Gläser ab. Salbe kann von Labkraut oder Ringelblume zubereitet werden.

Öl

Zur Bereitung eines Öles gibt man die Blüten oder zerkleinerten Kräuter locker in eine Flasche und übergießt sie mit kaltgepreßtem Lein- oder Olivenöl. Das Gefäß bleibt zwei Wochen an einer warmen Stelle stehen. Dann wird der Inhalt gefiltert und in Flaschen gefüllt. Am gebräuchlichsten ist Öl von Johanniskrautblüten oder Pfefferminze.

Frischsaft

Zum Einnehmen kleiner Mengen oder zum Betupfen kranker Hautstellen kann man mit der Haushaltzentrifuge Frischsaft herstellen. Dieser Saft ist aber auch im Kühlschrank nur kurzfristig haltbar. Pflanzenextrakte aus dem Fachgeschäft halten sich länger, weil die Wirkstoffe in Alkohol gelöst sind. Sie eignen sich für eine kurmäßige Einnahme.

Kräuterwein

Ein wohlschmeckender, alkoholischer Kräuterauszug läßt sich mit Wein (meist Weißwein, aber auch Obst- oder Rotwein) zubereiten. Die Kräuter werden locker in ein Glasgefäß gefüllt und mit Wein übergossen. Das Gefäß wird verschlossen, an einen warmen Platz gestellt und täglich umgeschüttelt. Nach zwei Wochen gießt man durch ein Sieb ab. Von dem Kräuterwein wird täglich nach den Mahlzeiten ein Likörglas voll getrunken. Geeignete Kräuter sind z. B. Johanniskraut, Kalmus und Wermut.

Badezusatz

Für ein Sitzbad benötigt man etwa einen halben Eimer frische oder 100 g getrocknete Kräuter, aus denen man Kräuterauszug herstellt. Wegen der großen Menge sind ggf. Teilbäder vorzuziehen.

Die Badedauer beträgt 20 Minuten, das Badewasser soll zwischen 37° und 40 °C warm sein. Nach dem Baden nicht abfrottieren!

Umschläge mit Kräutern

Für Umschläge werden Kräuter mit einem Nudelholz zerquetscht, auf die erkrankte Körperstelle aufgelegt und mit einem Leinentuch festgebunden. Den Umschlag umwickelt man noch mit einem Wolltuch. Die zerquetschten Kräuter können auch angewärmt werden (Dunstumschlag). Dafür gibt man sie in ein Sieb, das über kochendes Wasser gehängt wird. Der Umschlag muß mindestens 2 Stunden, besser über Nacht, einwirken.

Kopfdampfbad
Dafür werden in einen Topf mit 1 Liter kochendem Wasser 4 Eßlöffel Kräuter gegeben. Die heißen Dämpfe sollten 1–3mal täglich 15 Minuten eingeatmet werden.
Besonders bei Schnupfen und Erkrankungen der Atmungsorgane ist ein Kräuter-Dampfbad sehr zu empfehlen. Die im Dampf gelösten ätherischen Öle wirken lindernd und heilend.

Kräuterkosmetik

Heilkräuter eignen sich auch für kosmetische Zwecke. Sie sind Bestandteil vieler Kosmetika, können aber auch für Bäder, Gesichtsdampfbäder, Gesichtskompressen und Gesichtsmasken verwendet werden. Der wäßrige Auszug (Aufguß, Abkochung, Kaltauszug) ist im Gegensatz zum Tee konzentrierter, d. h., es wird eine größere Menge Kräuter verwendet, und man läßt sie auch länger ziehen bzw. kochen.

In der Übersicht haben wir einige Heilkräuter und ihre kosmetische Wirkung zusammengestellt.

Ackerschachtelhalm:
Akne, Mitesser

Brennessel:
Haarausfall

Labkraut:
Mitesser, welke Gesichtshaut

Lavendel:
desinfizierend gegen Entzündungen,
fördert die Durchblutung der Haut

Malve:
macht die Haut weich, heilt Entzündungen

Ringelblume:
verfeinert den Teint

Salbei:
wirkt adstringierend

Stiefmütterchen:
reinigt den Teint

Thymian:
fördert die Durchblutung der Haut

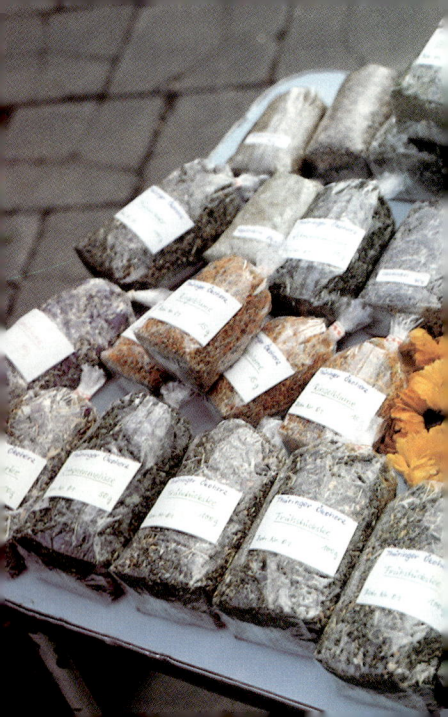

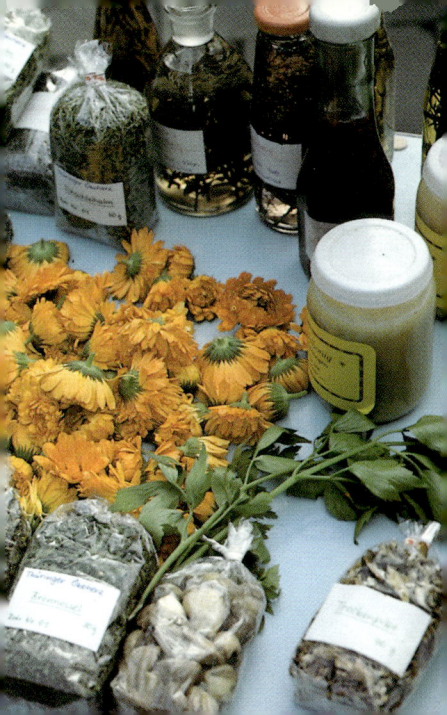

Heilkräuter als Gewürze

Einige Pflanzen haben neben ihrer heilkräftigen Wirkung auch noch Bedeutung als Gewürz. Es gilt hier ebenso: Frische Pflanzen besitzen mehr Wirkstoffe und auch mehr Aromastoffe. Natürlich stehen auch sie nur eine bestimmte Zeit im Jahr frisch zur Verfügung, aber können für späteren Gebrauch getrocknet und pulverisiert bzw. vermahlen werden. Würzkräuter können auch aromafrisch eingefroren werden.

Man sollte zum Würzen nur eine sehr kleine Menge benutzen, um den Eigengeschmack des Gerichtes nicht zu überlagern.

Die Übersicht soll einige Hinweise geben, für welche Gerichte die Kräuter geeignet sind.

Fenchel-Früchte:
für Kuchen, Brot, Suppen und Soßen

Fenchel-Blättchen:
für Tomaten- und Kopfsalat

Lavendel:
für Fisch- und Eintopfgerichte, Hammelfleisch und Kräutersoße

Löwenzahn:
für Frischsalate, Frühlingssuppen und Kräutersoßen

Melisse:
für grünen Salat, Frischkostsalate, Kräutersoßen, Wildgerichte, Pilzspeisen und Kräuteressig

Pfefferminze:
für Frucht- und Gemüsesalate, Erbsen, Karotten, Hammel- und Kalbfleisch, Pasteten sowie Fischgerichte

Ringelblume:
für Reiseintopf, in Rußland für Gur-
kensalat

Salbei:
für   Lebergerichte,   Fischspeisen,
Hackfleisch und Steak

Thymian:
für Hackbraten, Leberknödel, Rinder-
und Wildbraten, Geflügel, gebratenen
Fisch, Kräutersoße, Kartoffel- und
Hülsenfruchtsuppe, Tomatensalat sowie Kräuteröl

Wermut:
für Eisbein, Schweinbauch, Hammel-
rücken und Kräuterwein

Zeichenerklärung

⊙ Einjährige Pflanze
⊙ Zweijährige Pflanze
♃ Staude
♄ Halbstrauch
♄ Strauch
♄ Baum

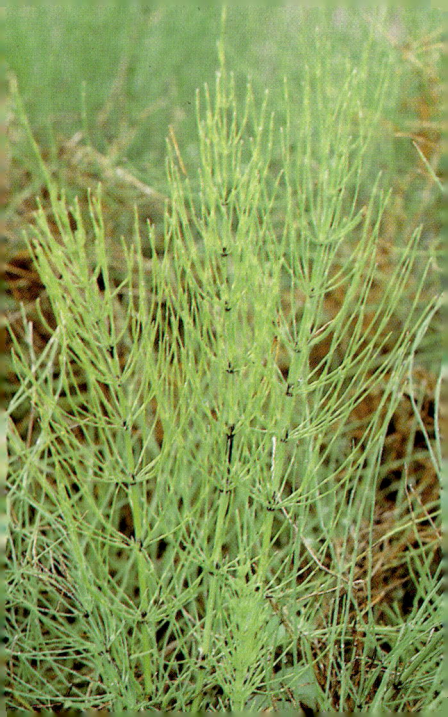

Ackerschachtelhalm, Zinnkraut

Equisetum arvense ♃

Vorkommen: auf sandigen Äckern, Wiesen, Böschungen, in lichten Wäldern

Sammelzeit: Sommertriebe von Mai bis August an sonnigen Plätzen

Heilwirkung: adstringierend, harntreibend, wundheilend

Anwendung: Der Tee hilft besonders bei Nieren- und Blasenerkrankungen sowie Wassersucht. Es werden 3–4 Tassen täglich getrunken. Bei Mandelentzündung, Entzündung der Mundschleimhaut und bei Zahnfleischerkrankungen gurgelt man mit dem Aufguß. Waschungen bzw. Gesichtsdampfbäder sind bei Nasenbluten, Akne, Mitessern, Hautausschlag, Ekzemen und Furunkeln wirksam.

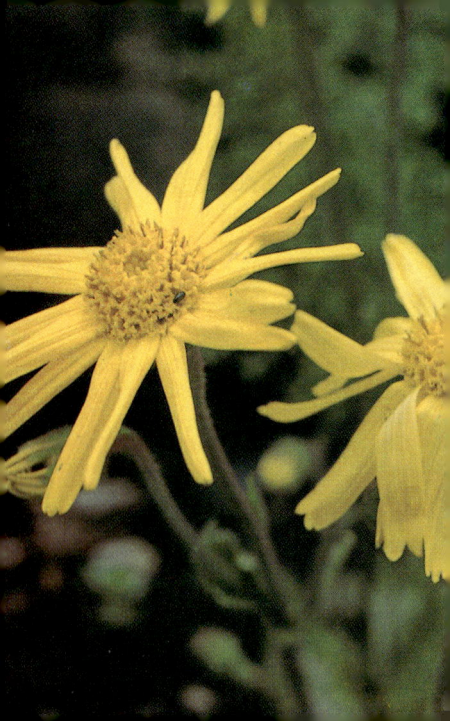

Arnika, Bergwohlverleih

Arnica montana 4

Vorkommen: auf Wiesen und Waldlichtungen, in Hochmooren bis
2000 m Höhe

Sammelzeit: steht unter Naturschutz,
Blüten nur aus Anbau von Juni bis
August sammeln!

Heilwirkung: entzündungshemmend,
gefäßerweiternd, schmerzlindernd

Anwendung: die verdünnte Tinktur
(1:3) oder der Aufguß werden vor
allem bei Prellungen, Quetschungen,
Blutergüssen, Verrenkungen und Verstauchungen als Umschlag angewendet. Erfolgversprechend ist auch die
Behandlung bei Gelenkschmerzen,
Nervenschmerzen und Hexenschuß.
Umschläge sollen 2–3mal am Tag für
etwa 2 Stunden aufgelegt werden.

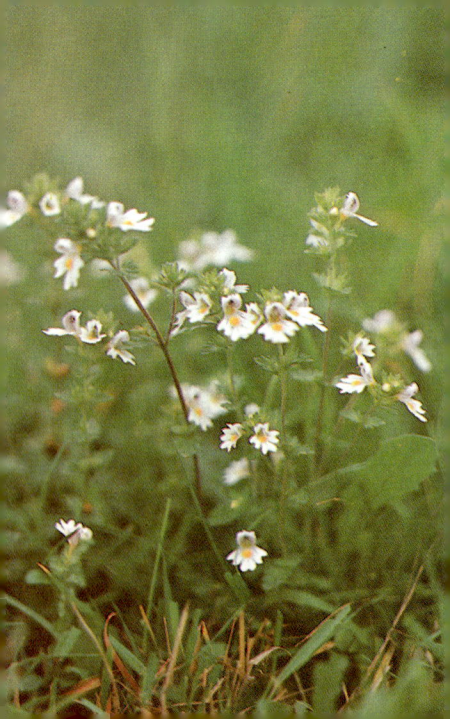

Augentrost, Gemeiner

Euphrasia officinalis ☉

Vorkommen: auf Wiesen, Heiden, in
Flachmooren, lichten Wäldern
Sammelzeit: blühendes Kraut von Juli
bis Oktober
Heilwirkung: adstringierend, entzündungshemmend
Anwendung: Die Volksmedizin empfiehlt Umschläge bei Bindehaut-,
Hornhaut-, Lidrandentzündung und
Gerstenkorn. Von Augenspülungen ist
abzuraten. Der Tee wird bei Augener-
krankungen auch getrunken. Früher
wurde der Aufguß auch bei Husten
und Schnupfen sowie bei Appetitlosigkeit und zur Verdauungsregulie-
rung angewendet.

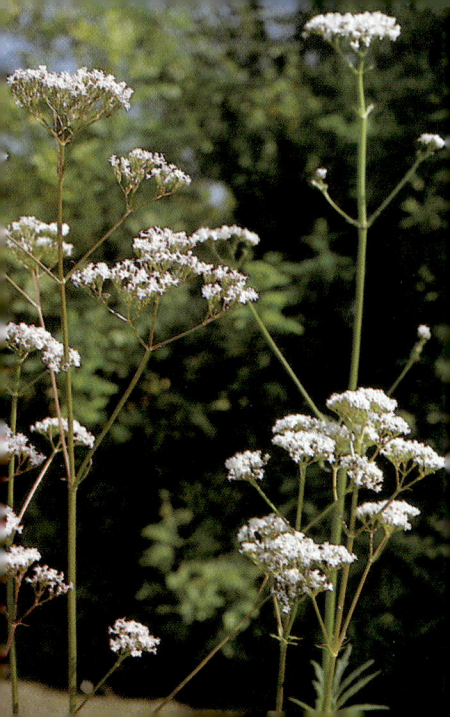

Baldrian, Gemeiner

Valeriana officinalis ♃

Vorkommen: auf feuchten Wiesen, an Gräben, in lichten Laubwäldern

Sammelzeit: zweijährige Wurzel im September/Oktober

Heilwirkung: beruhigend, krampflösend, erregungsdämpfend

Anwendung: Baldriantee oder -tinktur hilft bei nervösen Störungen, wie Unruhe, Angst- und Spannungszuständen, Einschlafstörungen und nervösem Schwitzen. Bei Blähungen und Koliken im Magen-Darm-Kanal kann ebenfalls mit Besserung gerechnet werden. Der Tee wird als Kaltansatz oder als Aufguß zubereitet. Die Einnahme größerer Mengen kann Kopfschmerzen oder Herzstörungen verursachen.

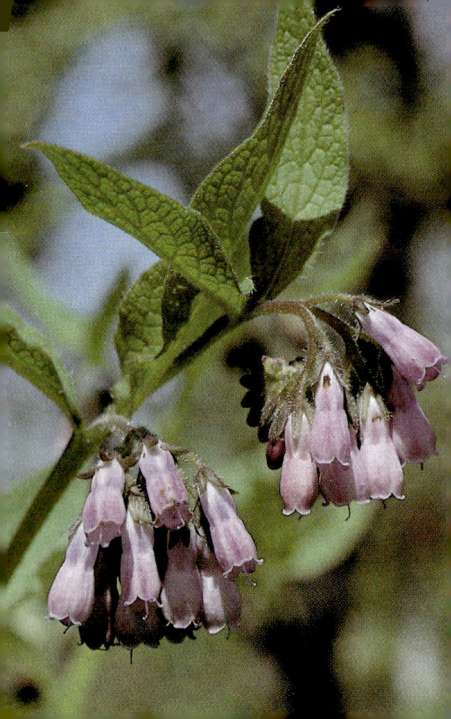

Beinwell, Gemeiner

Symphytum officinale ♃

Vorkommen: auf feuchten Wiesen, an Gräben, in Uferzonen

Sammelzeit: Wurzeln im März/April oder September/Oktober

Heilwirkung: entzündungshemmend, schleimhautschützend

Anwendung: Der (warme) Pflanzenbrei, die Tinktur oder der Aufguß werden bei Knochenerkrankungen, Zerrungen, Prellungen, Verstauchungen, aber auch bei Blutergüssen, Thrombosen und Sehnenscheidenentzündung verwendet. Innerlich kann die Droge bei Magen- und Darmschleimhautentzündung hilfreich sein.

Der Tee wird als Aufguß oder als Abkochung zubereitet.

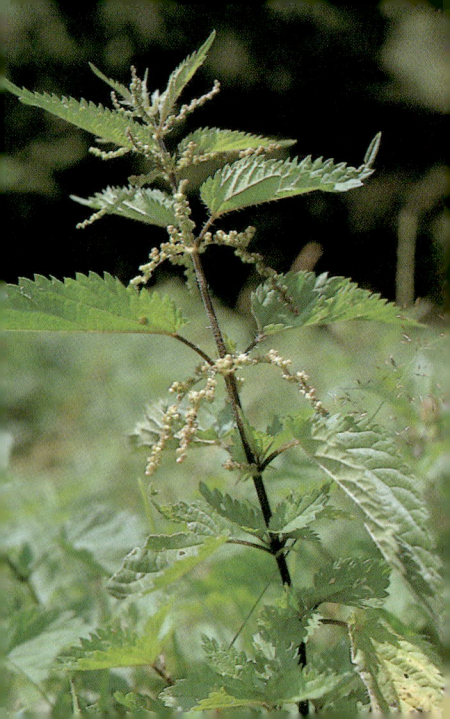

Brennessel, Große

Urtica dioica ♃

Vorkommen: in Gebüschen, an Wegrändern, auf Brachland, Schutthalden

Sammelzeit: Kraut ab März

Heilwirkung: harntreibend, adstringierend

Anwendung: Vor allem bei Nieren- und Harngrieß, Erkrankungen der Harnwege, Durchblutungsstörungen, Gicht und Rheuma, aber auch bei Magen- und Darmerkrankungen wird der Tee empfohlen. Die äußerliche Anwendung soll Haarausfall vermindern. Verbrennungen und Wunden heilen nach der Behandlung mit Tinktur schneller ab.

Anmerkung: Junge Blätter kann man im Frühjahr als Suppengrün verwenden. Preßsaft hilft gegen Frühjahrsmüdigkeit (100 ml täglich).

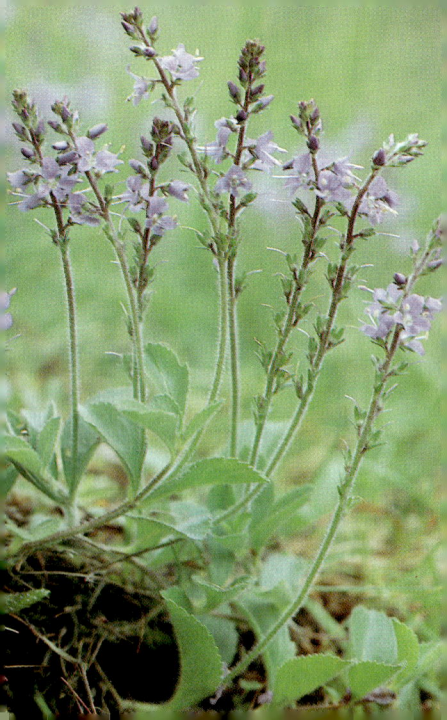

Ehrenpreis, Echter

Veronica officinalis 2|

Vorkommen: auf trockenen Böden an Weg- und Waldrändern, in Heiden
Sammelzeit: blühendes Kraut im Juli/ August
Heilwirkung: auswurffördernd, verdauungsfördernd
Anwendung: Die Volksmedizin empfiehlt den Tee oder den Frischsaft bei Magen- und Darmstörungen und zusammen mit anderen Drogen bei Erkrankungen der Atmungsorgane sowie bei Gelenkentzündung, Gicht und Rheuma. Nicht verbürgt ist die Wirkung bei Nervosität, geistiger Überanstrengung und Nervenschwäche.
Anmerkung: Ehrenpreis wurde im 17. und 18. Jahrhundert auch als Wundkraut verwendet.

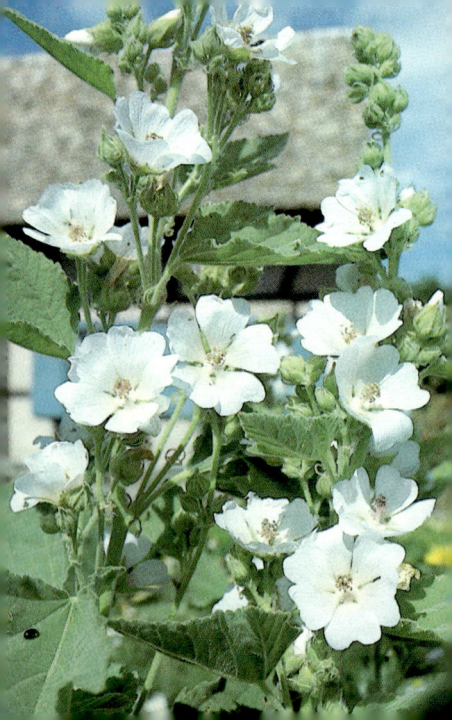

Eibisch, Echter

Althaea officinialis ♃

Vorkommen: auf feuchten Wiesen, salzhaltigen Böden

Sammelzeit: Blätter im Mai/Juni, Blüten von Juni bis August, Wurzeln im Oktober

Heilwirkung: entzündungshemmend, schleimlösend

Anwendung: Der Tee hilft bei Husten, Heiserkeit, Bronchitis und Bronchialasthma, wird aber auch bei Erkrankungen der Verdauungsorgane getrunken. Wegen seiner milden Wirkung verwendet man ihn auch in der Kinderheilkunde. Blüten und Blätter mit kaltem Wasser ansetzen, 6 Stunden stehen lassen, abseihen, leicht erwärmt trinken, die Wurzeldroge 10 bis 15 Minuten kochen.

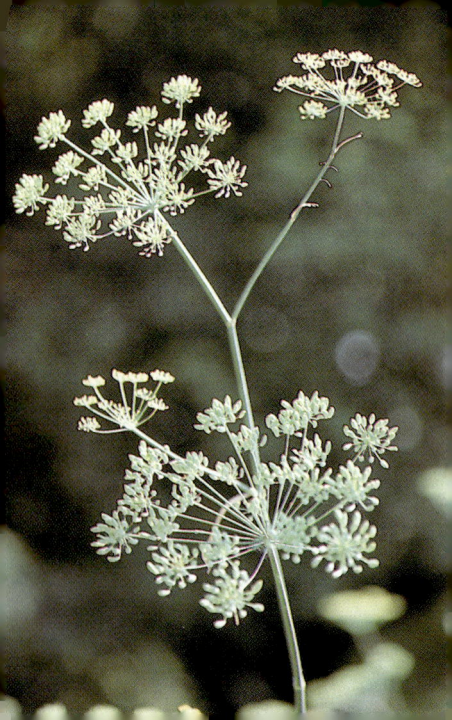

Fenchel

Foeniculum vulgare ☉

Vorkommen: wild nur im Mittelmeerraum, bei uns Kulturpflanze

Sammelzeit: reife Früchte im August/ September (blüht und fruchtet erst im zweiten Jahr)

Heilwirkung: schleimlösend, beruhigend, anregend

Anwendung: Der Tee oder der Sirup ist vor allem in der Kinderheilkunde bei Husten, Bronchitis, Asthma und Erkältung wirksam. Hilfreich ist Fencheltee auch bei Appetitlosigkeit, Blähungen und Verdauungsstörungen. 1 Eßlöffel oder 1 Teelöffel (Kleinkinder) gestoßenen Fenchelsamen mit 1 Tasse kochendem Wasser übergießen, 10–15 Minuten ziehen lassen.

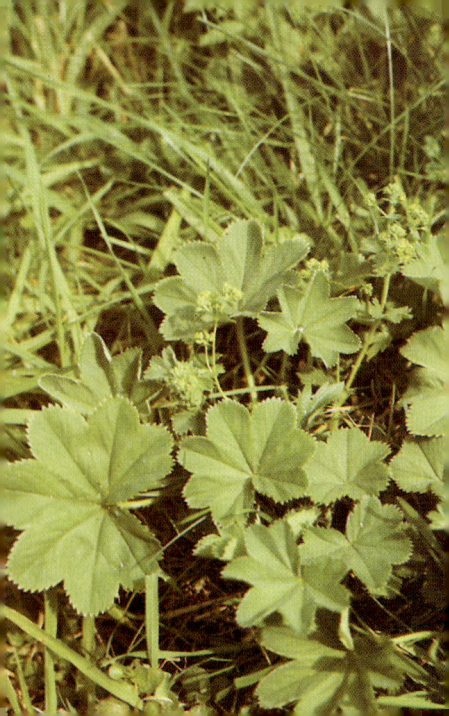

Frauenmantel, Gemeiner

Alchemilla vulgaris ♃

Vorkommen: auf feuchten Wiesen, in Gebüschen, an Feldrändern

Sammelzeit: das Kraut in der Blütezeit von Mai bis August

Heilwirkung: harntreibend, adstringierend, entzündungshemmend

Anwendung: Die Pflanze wurde früher bei Frauenkrankheiten als Tee und als Zusatz für Sitzbäder empfohlen. Heute verwendet man sie in der Volksmedizin bei Magen- und Darmerkrankungen, besonders bei Blähungen und Durchfall. Auch für Spülungen bei Entzündungen der Mundschleimhaut wird der Absud angewendet.

Anmerkung: Frauenmantel wurde 1485 als eines der besten Wundkräuter beschrieben.

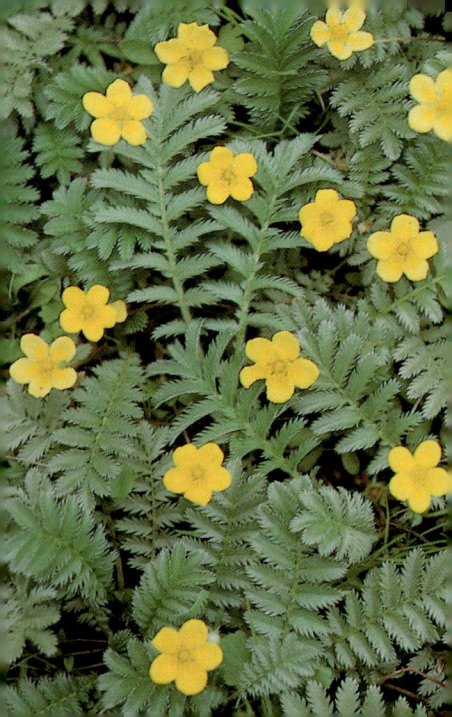

Gänsefingerkraut

Potentilla anserina 4

Vorkommen: auf nährstoffreichen oder salzhaltigen Weiden, an Gräben, auf Ödland

Sammelzeit: Kraut von Mai bis Oktober

Heilwirkung: adstringierend, entzündungshemmend

Anwendung: Der Tee ist besonders bei Darmkatarrh und -koliken wirksam. Bei Entzündungen im Mund- und Rachenraum wird mit ihm gegurgelt. Bei Hämorrhoiden sind eine Teekur und Sitzbäder zu empfehlen. Äußerlich angewendet, hilft der Aufguß zur Heilung von Wunden, Geschwüren und Ausschlägen.

Anmerkung: Im 16. und 17. Jahrhundert verwendete man die Droge zur Blutstillung.

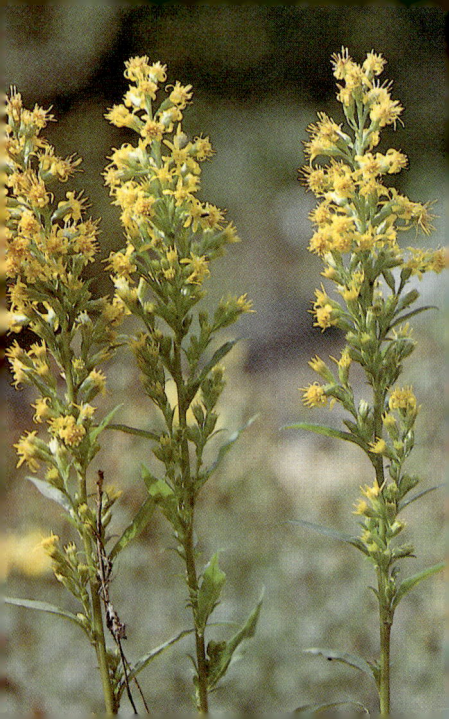

Goldrute, Gemeine

Solidago virgaurea ♃

Vorkommen: an Wandrändern, Felsen, in Waldlichtungen, auf Böschungen

Sammelzeit: blühendes Kraut von August bis Oktober

Heilwirkung: harntreibend, entzündungshemmend

Anwendung: Vor allem bei Blasenleiden und Nierenerkrankungen ist der Tee angezeigt, bei chronischen Nierenkrankheiten ist allerdings Vorsicht geboten. In der Volksmedizin benutzt man die Droge auch bei Rheuma. Äußerlich können schlecht heilende Wunden und Geschwüre behandelt werden. Spülungen mit dem Absud heilen Entzündungen im Mund- und Rachenraum.

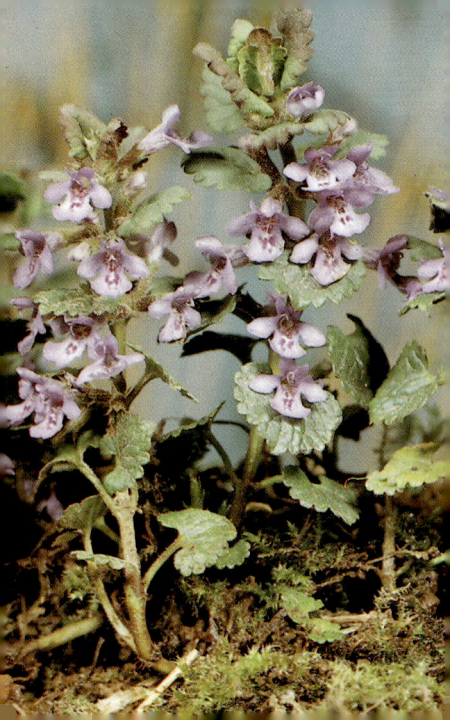

Gundermann, Gundelrebe

Glecoma hederacea ♃

Vorkommen: auf Wiesen, Waldlichtungen, in Gebüschen und Laubwäldern

Sammelzeit: Blätter und Blütentriebe von April bis Juni

Heilwirkung: schleimlösend, adstringierend, stopfend

Anwendung: Der Tee wird bei Magen- und Darmerkrankungen verordnet. Bei Erkrankungen der Atmungsorgane unterstützt er die Heilung von Bronchitis und erleichtert das Abhusten.

Anmerkung: Gundermann spielte im Mittelalter in Aberglauben und Hexenwahn eine Rolle.

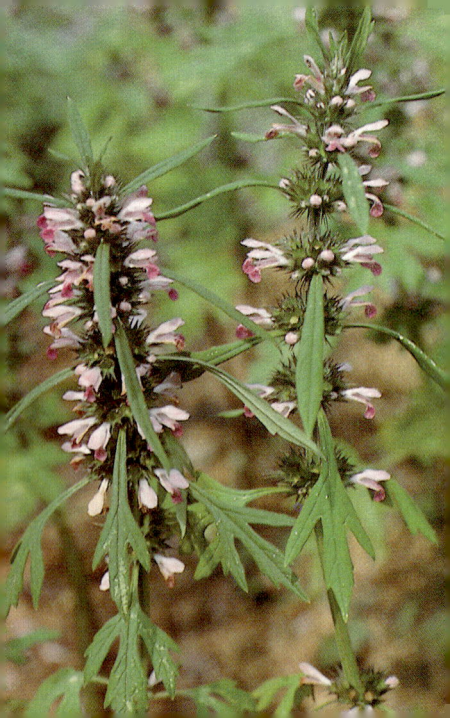

Herzgespann

Leonurus cardiaca ♃

Vorkommen: auf Schuttplätzen, an Wegrändern, auf Weinbergen, früher im Bauerngarten kultiviert

Sammelzeit: blühendes Kraut von Juli bis September

Heilwirkung: beruhigend, krampflösend, herzstärkend

Anwendung: Die Volksheilkunde empfiehlt den Tee bei nervösen und funktionellen Herzbeschwerden, aber auch zur Beruhigung und bei Angstzuständen. In der Apotheke gibt es fertige Zubereitungen, auch mit Baldrian, Hopfen oder Melisse.

Anmerkung: Herzgespann wurde bereits von den alten Griechen beschrieben.

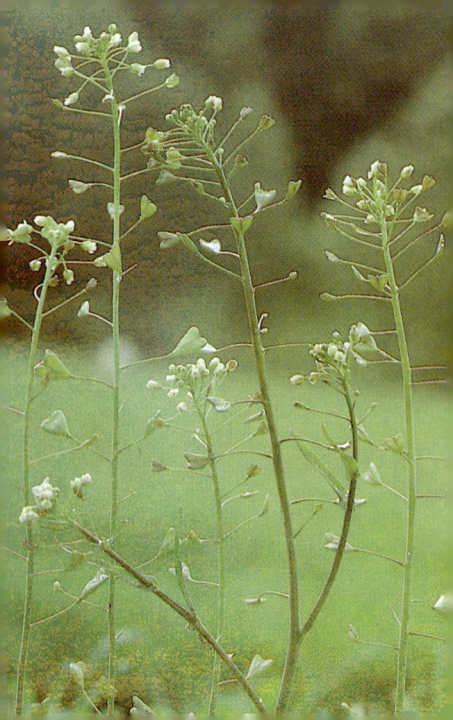

Hirtentäschel, Gemeines

Capsella bursa-pastoris ☉

Vorkommen: auf Äckern, in Gärten,
auf Ödland

Sammelzeit: blühendes Kraut von
April bis September

Heilwirkung: adstringierend, blutstil-
lend, harntreibend

Anwendung: Der Tee oder die Tinktur
ist bei Durchfall und Hämorrhoiden
wirksam. Bei Hämorrhoiden sind vor
allem Sitzbäder mit dem Absud emp-
fehlenswert. Die Volksmedizin wen-
det den Tee auch bei Erkrankungen
von Leber, Galle, Milz oder Niere an.
Die Tinktur gibt es in der Apotheke.

Anmerkung: Im 16. und 17. Jahrhundert war vor allem die blutstillende
Wirkung bekannt.

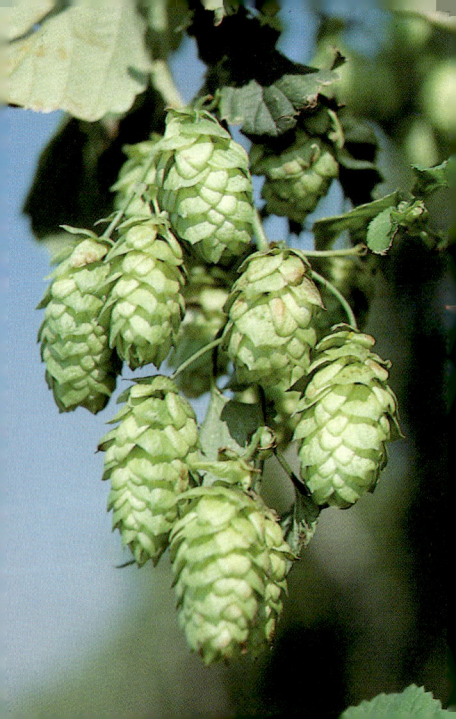

Hopfen, Gemeiner

Humulus lupulus ♃

Vorkommen: in Gebüschen, an Waldrändern besonders von feuchten Auenwäldern

Sammelzeit: »Hopfenzapfen« im August/September

Heilwirkung: beruhigend, adstringierend, antiseptisch

Anwendung: Hopfen ist vor allem bei Schlafstörungen, Nervosität, Angst- und Spannungszuständen und nervlich bedingtem Bluthochdruck heilsam. Bei nervlich verursachten Magenbeschwerden und Wetterfühligkeit hilft ebenfalls eine Teekur.
Fertige Zubereitungen gibt es auch in der Apotheke. Man sollte Hopfen nicht bei depressiven Zuständen und nicht in großen Mengen verwenden.

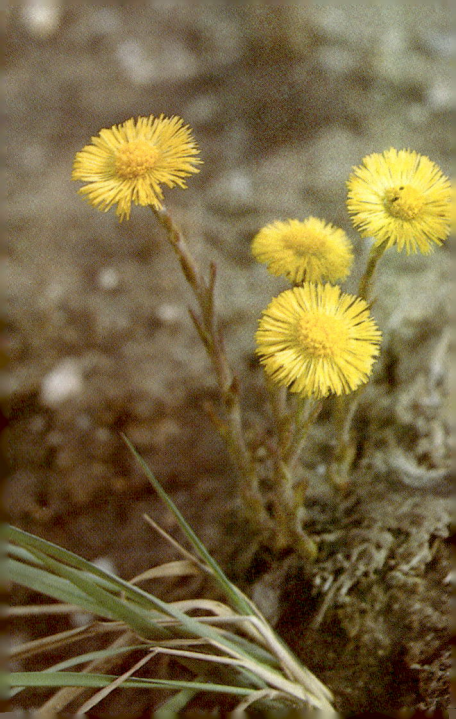

Huflattich

Tussilago farfara ♃

Vorkommen: auf feuchtem Brachland, an Ufern, auf feuchten Äckern, an Wegrändern

Sammelzeit: Blüten im März/April, Blätter im Mai/Juni

Heilwirkung: schleimlösend, hustenstillend

Anwendung: Der Tee wird vor allem bei Bronchitis, Kehlkopf- und Rachenkatarrh, Heiserkeit und anderen Erkrankungen der Atemwege, aber auch bei Magenbeschwerden verordnet. Blätter und Blüten eignen sich auch für Dampfbäder. Mit dem Absud behandelte Wunden, Geschwüre und Ausschläge heilen schneller ab.

Anmerkung: Es besteht Verwechslungsgefahr mit der Pestwurz, auch als Großer Huflattich bekannt.

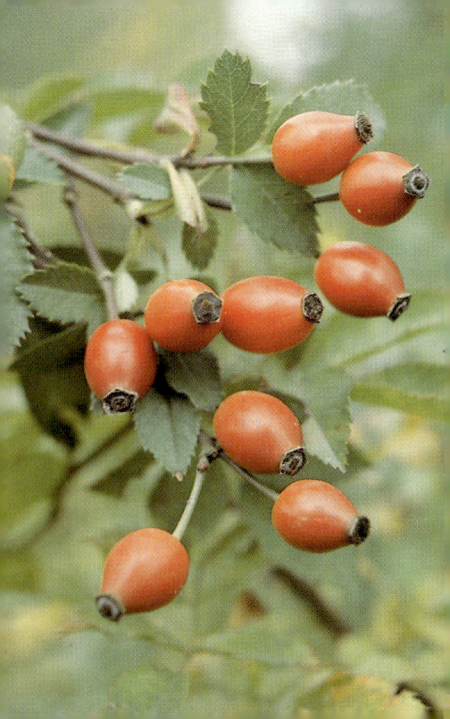

Hundsrose, Hagebutte

Rosa canina ♄

Vorkommen: an Weg-, Feld- und Waldrändern, in Gebüschen

Sammelzeit: Früchte im September/Oktober

Heilwirkung: leicht abführend, hoher Vitamin-C-Gehalt

Anwendung: Der Tee wird bei Erkältungskrankheiten, Frühjahrsmüdigkeit sowie gesteigerter geistiger und körperlicher Belastung getrunken. Eine harntreibende Wirkung ist nicht eindeutig nachweisbar und damit die Verwendung bei Erkrankungen von Blase und Niere nicht sinnvoll. Als Haus- und Erfrischungstee ist die Hagebutte sehr beliebt. Man bereitet den Tee als Kaltansatz zu.

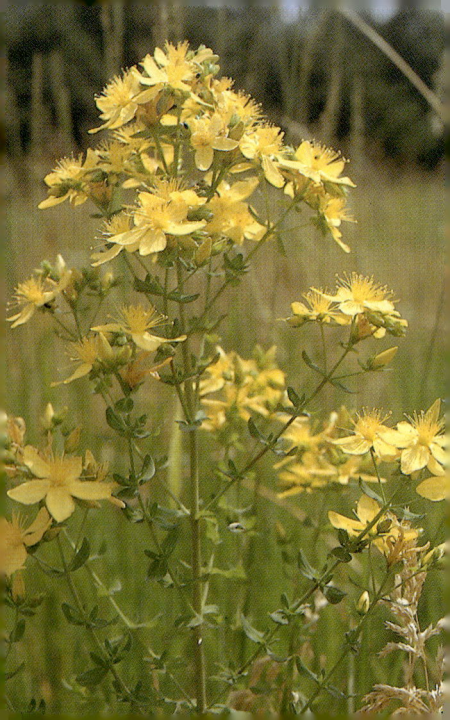

Johanniskraut, Tüpfelhartheu

Hypericum perforatum ♃

Vorkommen: an Weg- und Waldrändern, auf sonnigen Wiesen und Hügeln

Sammelzeit: blühendes Kraut von Juni bis August

Heilwirkung: entzündungshemmend, beruhigend

Anwendung: Besonders bei nervöser Erschöpfung, Depressionen und Schlaflosigkeit hat der Tee eine gute Wirkung. Die Volksmedizin verordnet ihn auch bei Nervenschmerzen und Bettnässen. Mit dem Öl aus den Blüten behandelt man Sonnenbrand, Wunden, Rheuma, Gicht und Hexenschuß. Der Aufguß wird auch als Badezusatz verwendet.
Tinktur für innerliche Anwendung gibt es in der Apotheke.

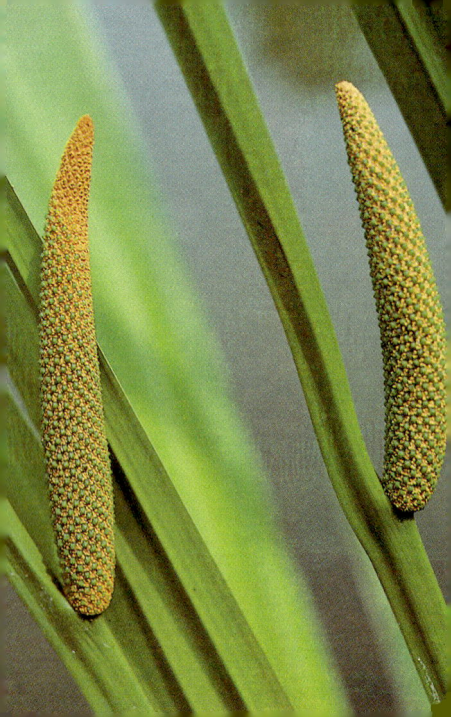

Kalmus

Acorus calamus ♃

Vorkommen: in Uferzonen von Teichen, an Seen, Tümpeln und Bächen
Sammelzeit: Wurzeln im März/April und September/Oktober
Heilwirkung: verdauungsfördernd, krampflösend, blähungstreibend
Anwendung: Der Tee oder auch der Frischsaft hilft bei Appetitlosigkeit, Blähungen, Darmträgheit sowie anderen Magen- und Darmerkrankungen. Bei Durchfall ist Kalmus nicht zu verabreichen. Mundspülungen sind bei Zahnfleischentzündungen wirksam. ½ Teelöffel gut zerkleinerte Droge setzt man mit 1 Tasse kaltem Wasser an, läßt kurz aufkochen und 5 Minuten ziehen. 30 Minuten vor den Mahlzeiten wird 1 Tasse getrunken.

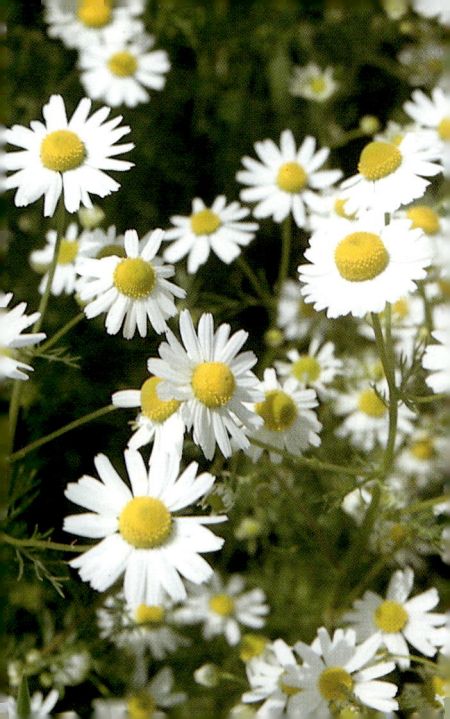

Kamille, Echte

Chamomilla recutita ☉

Vorkommen: auf Äckern, Halden, Ödland, an Wegrändern, auch kultiviert
Sammelzeit: Blütenköpfe von Mai bis August
Heilwirkung: entzündungshemmend, krampflösend, schmerzstillend
Anwendung: Bei Durchfall, Magenverstimmung und Gallenblasenentzündung ist die Wirkung von Kamillentee allgemein bekannt. Dampfbäder helfen bei Schnupfen, Heiserkeit und Bronchitis, Umschläge heilen Wunden und Furunkel. Spülungen sind bei Entzündung der Mundschleimhaut und des Rachens angezeigt.
Anmerkung: Die Echte Kamille erkennt man am hohlen Blütenboden.

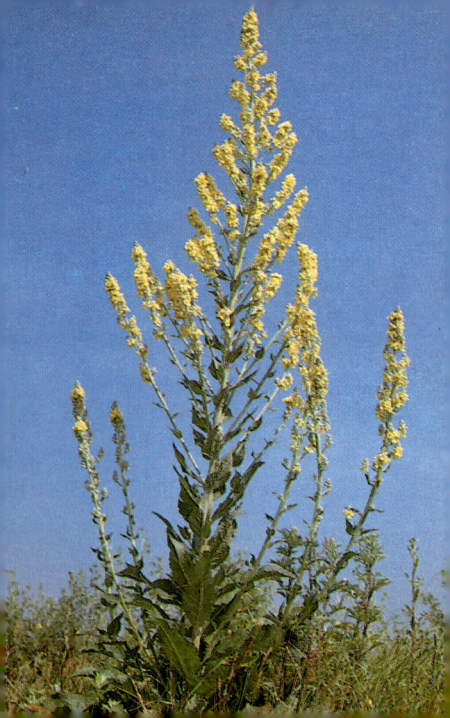

Königskerze, Kleinblütige

Verbascum thapsus ☉

Vorkommen: auf Schutthalden, Ödland, Abhängen, Böschungen

Sammelzeit: Blüten von Juli bis September

Heilwirkung: schleimlösend, schwach
harntreibend

Anwendung: Der Tee hilft vor allem
bei Erkrankungen der Atmungsorgane. Er ist reizlindernd und etwas auswurffördernd bei Husten und Katarrhen. Früher wurde er auch bei
Leberleiden und Hämorrhoiden getrunken.

Anmerkungen: Ebenso verwendet
wird die Großblütige Königskerze
(Verbascum densiflorum).
In der Antike verordnete man Tee aus
der Wurzeldroge bei Durchfall,
Krämpfen und Augenentzündung.

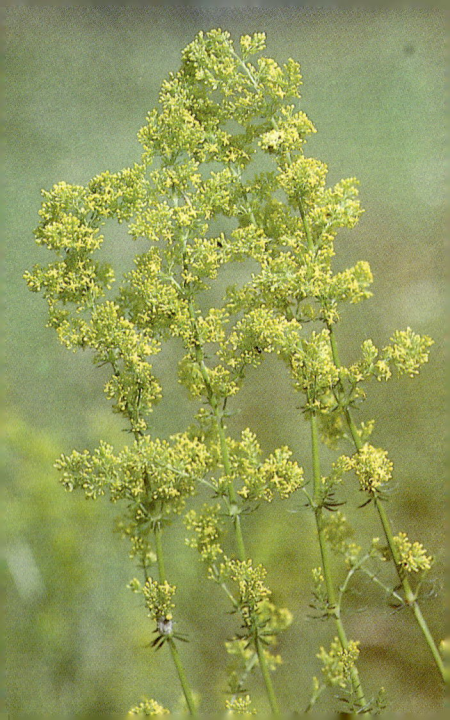

Labkraut, Echtes

Galium verum ♃

Vorkommen: auf trockenen Äckern, Wiesen, Böschungen, an Wegrändern

Sammelzeit: blühendes Kraut im Juni/Juli

Heilwirkung: harntreibend, desinfizierend

Anwendung: Bei Leber- und Nierenleiden, Grieß- und Steinbeschwerden sowie Schilddrüsenerkrankungen kann der Tee hilfreich sein. Bei Zungenkrankheiten helfen Spülungen mit dem Absud. Äußerlich verwendet man Frischsaft, Salbe oder Tinktur bei Hautkrankheiten, Furunkeln und Flechten. Tinktur gibt es auch in der Apotheke.

Anmerkung: Labkraut wurde früher zur häuslichen Käsebereitung verwendet.

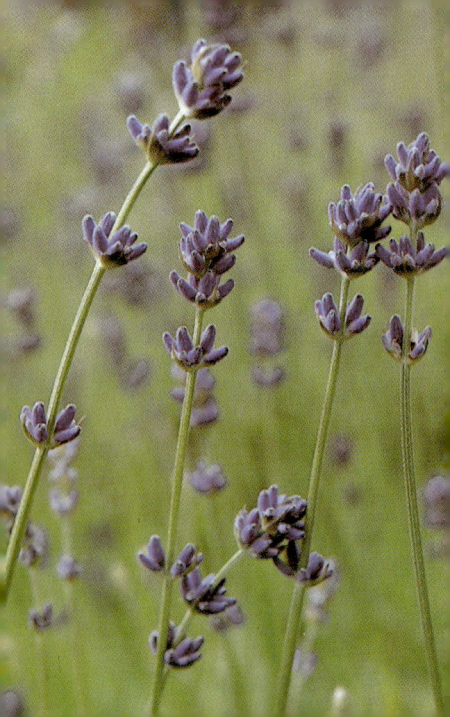

Lavendel

Lavandula angustifolia ♃

Vorkommen: heimisch im Mittelmeergebiet, bei uns Kulturpflanze
Sammelzeit: Blüten im Juli/August
Heilwirkung: beruhigend, krampflösend, gallenflußfördernd, blähungstreibend
Anwendung: Der Tee hilft bei nervösen Herzbeschwerden, Schlaflosigkeit, Magenkatarrh, Darmkrämpfen, Blähungen und Koliken. Eine äußerliche Anwendung (Einreibung, Badezusatz) kommt bei Blutergüssen, Prellungen, Quetschungen, Verstauchungen, Gicht und Ischias in Frage.
Anmerkung: Lavendel im Kleiderschrank schützt vor Motten und verleiht der Wäsche einen angenehmen Geruch.

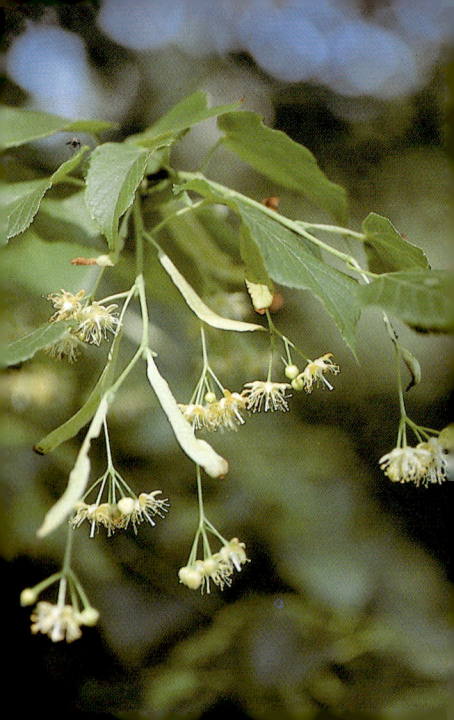

Linde, Winter-, Sommerlinde

Tilia cordata,
Tilia platyphyllos ♄

Vorkommen: in Mischwäldern, an Straßen und Bauernhöfen

Sammelzeit: Blütenstände im Juni/Juli

Heilwirkung: leicht harntreibend, reizmildernd, heißer Tee wirkt schweißtreibend

Anwendung: Bei Erkältungskrankheiten wird der angenehm schmeckende, heiße Tee getrunken, was zum Schwitzen führt. Man nimmt ihn auch zur Appetitanregung, Nervenberuhigung und bei Verschleimung der Atmungsorgane.

Zur Einleitung einer Schwitzkur werden 2 Tassen heißer Tee (3 Teelöffel Droge auf 1 Tasse heißes Wasser) getrunken.

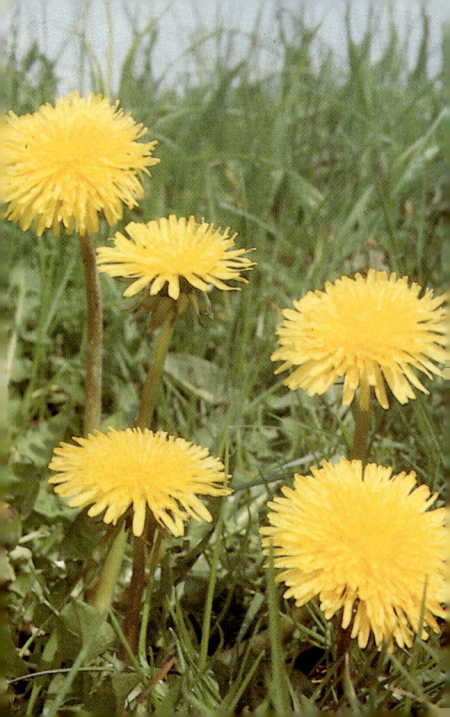

Löwenzahn, Gemeiner

Taraxacum officinale ♃

Vorkommen: auf Wiesen und Weiden, Rainen, Feldern und in Gärten

Sammelzeit: ganze Pflanze vor der Blüte im April/Mai

Heilwirkung: verdauungsfördernd, harntreibend, gallenflußfördernd

Anwendung: Der Tee ist bei Stoffwechselstörungen, Blasen-, Nieren-, Gallen- und Milzleiden sowie bei Verdauungsbeschwerden (wie Völlegefühl und Blähungen) wirksam, er wird aber in der Volksmedizin auch bei Gicht und Rheuma empfohlen. 5–10 frische Blätter täglich, gewaschen und roh gegessen, sollen Gallensteine lösen. Der Milchsaft aus den Stengeln kann besonders bei Kindern zu Vergiftungen führen.

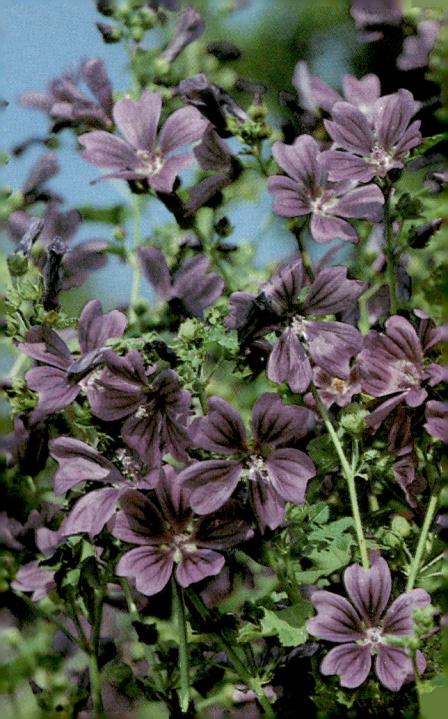

Malve, Wilde

Malva sylvestris ☉

Vorkommen: auf trockenen Weiden,
Ödland, an Wegrändern
Sammelzeit: Blüten und Blätter von
Juni bis September
Heilwirkung: entzündungshemmend,
schleimlösend, adstringierend
Anwendung: Der Tee hilft bei der Heilung von Katarrhen der oberen Luftwege, Verschleimung der Atemorgane, Magenschleimhautentzündung
sowie Geschwüren in Magen und
Darm.
Wegen der milden Wirkung ist die
Malve auch für die Kinderheilkunde
zu empfehlen.
Der Tee wird im Kaltansatz hergestellt.
Anmerkung: Die Malve wurde bereits
700 v. Chr. als Heilpflanze erwähnt.

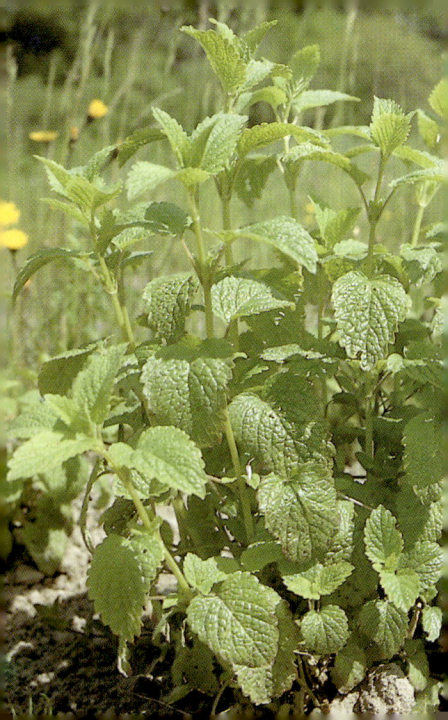

Melisse, Zitronenmelisse

Melissa officinalis ♃

Vorkommen: Kulturpflanze, auch verwildert an Zäunen und Hecken
Sammelzeit: Blätter vor der Blüte von Juni bis August
Heilwirkung: schwach beruhigend, leicht krampflösend und gefäßerweiternd
Anwendung: Hauptsächlich bei Schlafstörungen, Angstzuständen, Depressionen und nervösen Herzbeschwerden wird der Tee getrunken. Auch bei nervösen Magen- und Darmerkrankungen, Brechreiz, Koliken und Blähungen ist Melisse wirksam. Man verwendet den Tee auch in der Kinderheilkunde. Die Zubereitung ist als Kaltansatz oder Aufguß möglich.

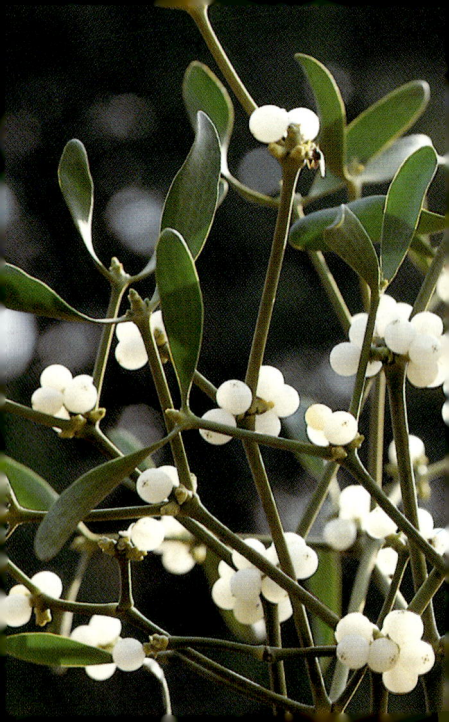

Mistel

Viscum album ♄

Vorkommen: schmarotzend auf Laub-
bäumen
Sammelzeit: Blätter und kleine Sten-
gel ohne Beeren (innerlich angewendet giftig) von November bis März
an Eichen, Pappeln und Obstbäumen
Heilwirkung: blutdruckregulierend,
nervenstärkend
Anwendung: Misteltee verwendet
man bei zu hohem, aber auch bei zu
niedrigem Blutdruck, Schwindelge-
fühl und Kopfschmerzen bei Bluthochdruck. Nicht gesichert ist ein
gewisser Hemmeffekt auf das Wachs-
tum einiger Tumore.
Der Tee wird als Kaltansatz oder auch
als Aufguß bereitet. Salbe aus den frischen Beeren hilft bei Erfrierungen.

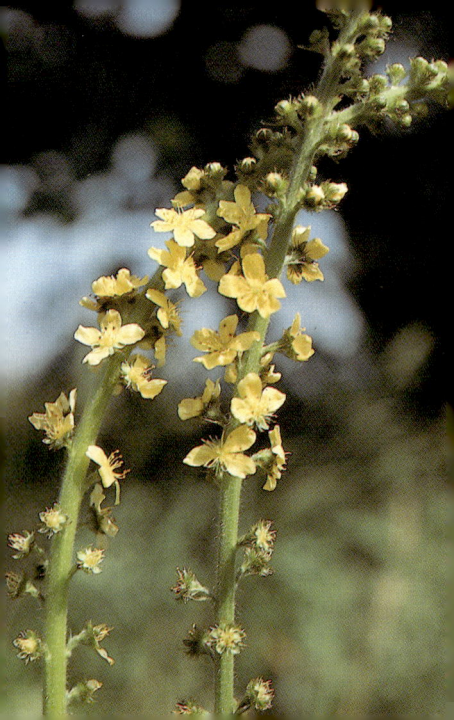

Odermennig, Großer

Agrimonia procera ♃

Vorkommen: an Wegrändern, in Gebüschen, auf Böschungen

Sammelzeit: blühendes Kraut von Juni bis August

Heilwirkung: adstringierend, entzündungshemmend

Anwendung: Der Tee hilft bei Magen- und Darmerkrankungen, Milz- und Gallenleiden, Rheuma und Hexenschuß. Größere Bedeutung hat er bei Hals-, Mund- und Rachenentzündung und Angina. Die Volksmedizin empfiehlt den Tee bei Bettnässen und die Salbe bei Krampfadern. Der Tee wird als Kaltansatz oder Aufguß bereitet.

Anmerkung: Eine ähnliche Wirkung hat der Kleine Odermennig *(Agrimonia eupatoria)*.

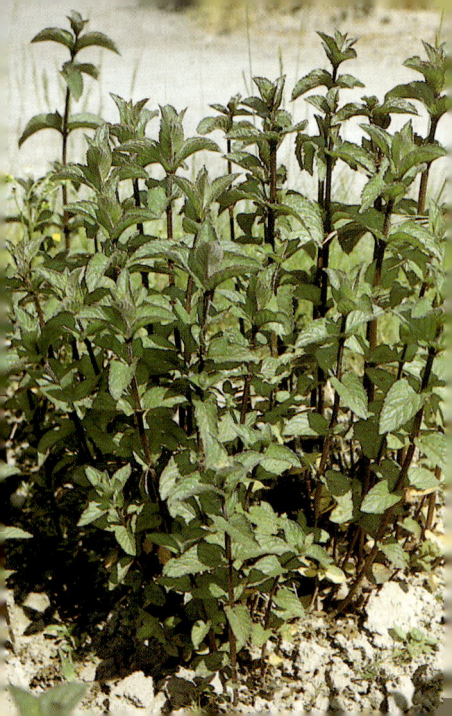

Pfefferminze

Mentha x piperita 4

Vorkommen: Kulturpflanze, verwildert auf feuchten Wiesen, am Wasser

Sammelzeit: Blätter vor Beginn der Blüte von Mai bis Juli

Heilwirkung: beruhigend, blähungstreibend, krampflösend, galletreibend

Anwendung: Pfefferminztee trinkt man bei Appetitlosigkeit sowie Magen- und Darmbeschwerden. Die Droge ist Bestandteil von Gallen- und Lebertees. Pfefferminzöl (käuflich) wirkt äußerlich bei Prellungen, Quetschungen, Rheuma, Hexenschuß und Ischias.

Anmerkungen: Man darf den Tee nicht länger als 2–3 Wochen ununterbrochen trinken. Krauseminze *(Mentha spicata)* u. Wasserminze *(Mentha aquatica)* haben die gleiche Wirkung.

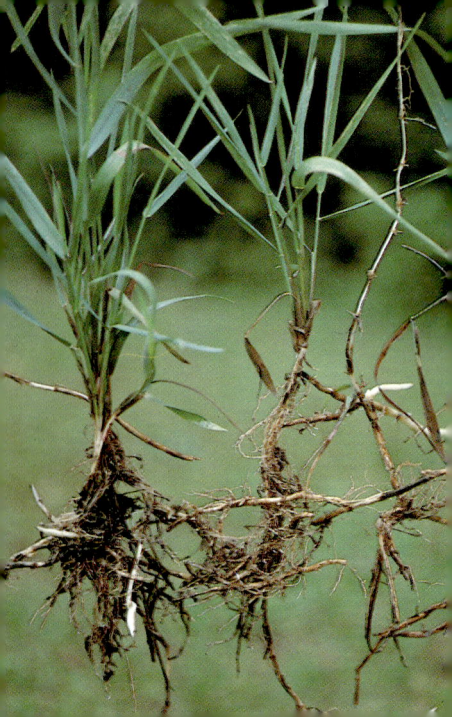

Quecke, Gemeine

Agropyron (Elytrigia) repens ♃

Vorkommen: auf Schuttplätzen, Ödland, Trockenrasen, Äckern, in Gärten

Sammelzeit: Ausläufer (Rhizome) im
März/April oder September/Oktober

Heilwirkung: harntreibend, keim-
hemmend, schleimhautschützend

Anwendung: Der Tee wird bei Blasen-
und Nierenerkrankungen, Nieren-
grieß- und -steinleiden, Wassersucht
und Rheuma verwendet. Früher emp-
fahl die Volksmedizin kränkelnden
Kindern und Wöchnerinnen, frischen
Preßsaft oder durch Kochen herge-
stellten Sirup zu trinken.
Man bereitet den Tee als Aufguß oder
im Kaltauszug.

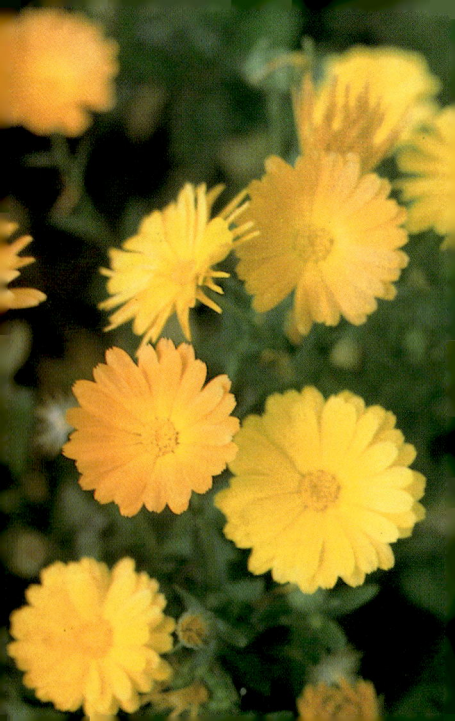

Ringelblume

Calendula officinalis ☉

Vorkommen: Kulturpflanze, verwildert auf Schutthalden

Sammelzeit: Blüten von Juni bis September

Heilwirkung: entzündungshemmend, heilungsfördernd, schwach krampflösend, pilzhemmend

Anwendung: Bei Magengeschwüren, Dickdarmentzündung, Gallenblasenentzündung und Leberleiden wird der Tee verabreicht. Die Salbe heilt Fußpilz, Geschwüre, Venenentzündung und Krampfadern. Die Volksmedizin behandelt mit dem Frischsaft Warzen, Blutschwamm und Pigmentflecke.

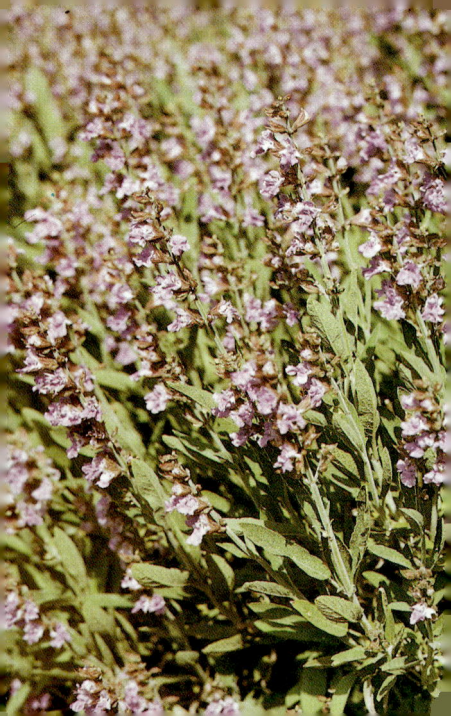

Salbei, Echter

Salvia officinalis ♄

Vorkommen: auf kalkhaltigen Böden, trockenen Rasen, Kulturpflanze

Sammelzeit: Blätter vor der Blüte im Mai/Juni

Heilwirkung: entzündungshemmend, krampflösend, antiseptisch, adstringierend

Anwendung: Der Tee hemmt übermäßige Schweißbildung, auch mit nervöser Ursache und Nachtschweiß. Es werden 2 Tassen 2 Stunden vor dem Schlafengehen getrunken. Er wirkt aber auch unterstützend bei Magen- und Darmerkrankungen. Man trinkt 1 Tasse 30 Minuten vor den Mahlzeiten. Bei Entzündungen im Mund- und Rachenbereich wird mehrmals täglich mit dem warmen Aufguß gespült bzw. gegurgelt.

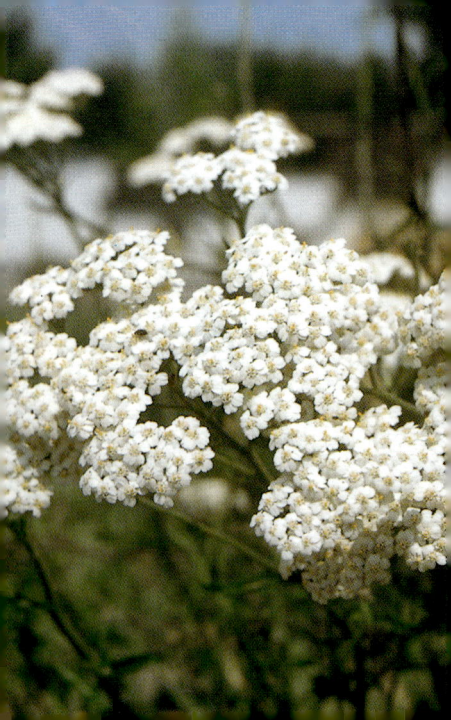

Schafgarbe, Gemeine

Achillea millefolium ♃

Vorkommen: auf Wiesen und Weiden, an Weg- und Feldrändern

Sammelzeit: blühendes Kraut (20 cm lange Triebspitzen) von Juni bis Oktober

Heilwirkung: appetitanregend, entzündungshemmend, krampflösend

Anwendung: Die Droge wird in der Volksmedizin als Tee bei Menstruationsbeschwerden, aber auch bei Magen- und Darmerkrankungen verordnet. Mit Umschlägen und Spülungen kann man Entzündungen der Haut und der Schleimhäute heilen.

Anmerkungen: Der Dauergebrauch ist zu vermeiden. Im Mittelalter war vor allem die blutstillende Wirkung bekannt.

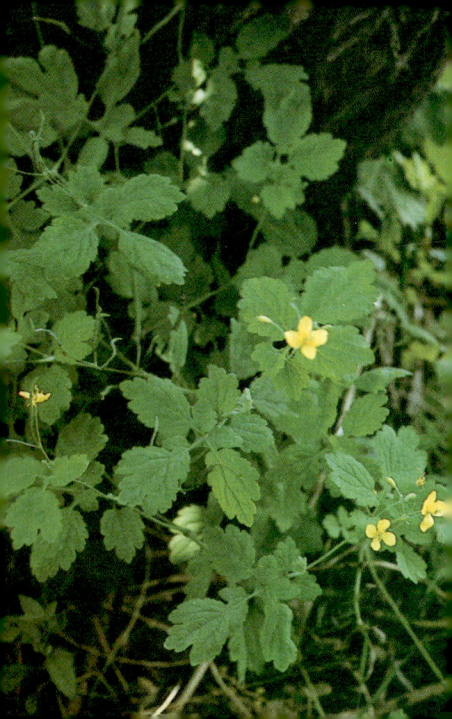

Schöllkraut

Chelidonium majus ♃

Vorkommen: an Waldrändern, in lichten Gebüschen, auf Ödland

Sammelzeit: das ganze Kraut von April bis Juni

Heilwirkung: krampflösend, abführend, harntreibend

Anwendung: Der orangegelbe Milchsaft wirkt gegen Warzen, Hühneraugen, Flechten und Geschwüre. Der Tee wird bei Gallen-, Nieren- und Lebererkrankungen sowie bei Krämpfen im Magen-Darm-Kanal verwendet. Doch da die Pflanze giftig ist, darf man sie nur in kleinen Mengen (nicht mehr als 2 Tassen Tee täglich), meist zusammen mit anderen Drogen, einnehmen.

Der Milchsaft kann bei empfindlichen Menschen zu Hautreizungen führen.

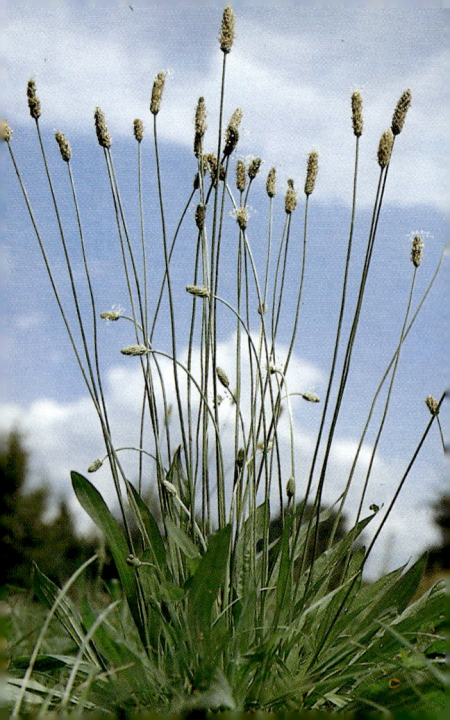

Spitzwegerich

Plantago lanceolata ♃

Vorkommen: auf Wiesen, Weiden, Ödland, an Wegrändern, meist trockenen Stellen

Sammelzeit: Blätter von April bis August

Heilwirkung: entzündungshemmend, schleimlösend, adstringierend

Anwendung: Den Tee (und den Sirup) trinkt man vor allem bei Erkrankungen der Atmungsorgane, Verschleimung, Keuchhusten, aber auch bei Magen- und Darmkatarrh. Insektenstiche können mit dem frischen Saft behandelt werden. Eine Blätterauflage hilft bei der Wundheilung – schlecht heilende Wunden bedürfen aber immer ärztlicher Behandlung.

Anmerkung: Breitwegerich *(Plantago major)* hat eine ähnliche Wirkung.

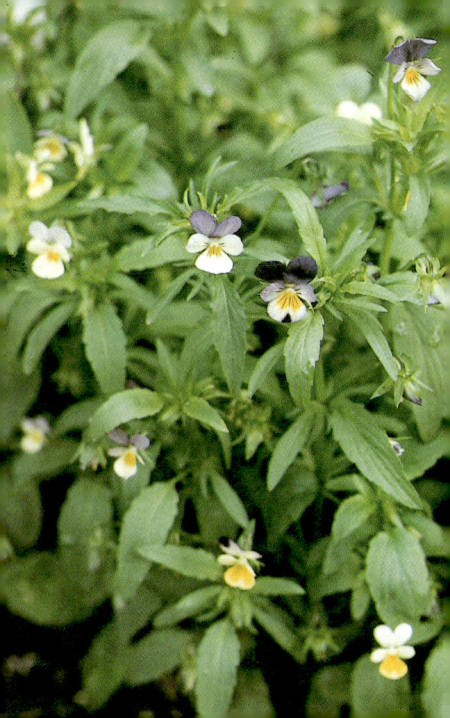

Stiefmütterchen, Wildes

Viola tricolor ☉ – ♃

Vorkommen: auf Äckern, Trockenrasen, Wiesen, Ödland

Sammelzeit: blühendes Kraut von Mai bis September

Heilwirkung: harn- und schweißtreibend, schleimlösend, leicht abführend

Anwendung: Bei Erkältungskrankheiten, besonders bei Husten, wird der Tee als schleimverflüssigendes und auswurfförderndes Mittel getrunken. Die Volksmedizin empfiehlt die Droge auch bei Nierenleiden und Blasenkatarrh. Es sollen allerdings keine größeren Mengen und nicht über einen längeren Zeitraum aufgenommen werden. Bei Hautentzündungen helfen Auflagen des frischen Krautes.

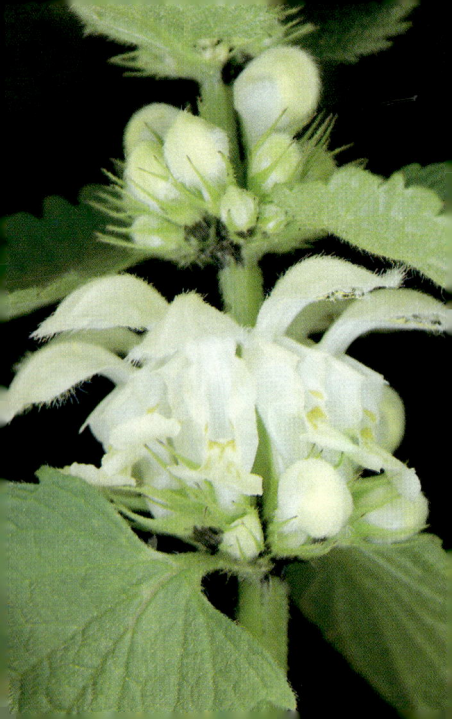

Taubnessel, Weiße

Lamium album ♃

Vorkommen: an Weg- und Waldrändern, in lichten Laubwäldern, Gebüschen

Sammelzeit: Blüten von Mai bis September

Heilwirkung: entzündungshemmend, harntreibend, adstringierend

Anwendung: In der Volksmedizin wird der Tee bei Erkrankungen der harnableitenden Organe, Menstruationsbeschwerden sowie Katarrhen der Atmungsorgane und Magenbeschwerden verordnet.

Anmerkungen: Im Mittelalter verwendete man die Taubnessel ausschließlich bei Harnverhaltung.

Die Goldnessel *(Galeobdolon luteum)* hat eine ähnliche Wirkung.

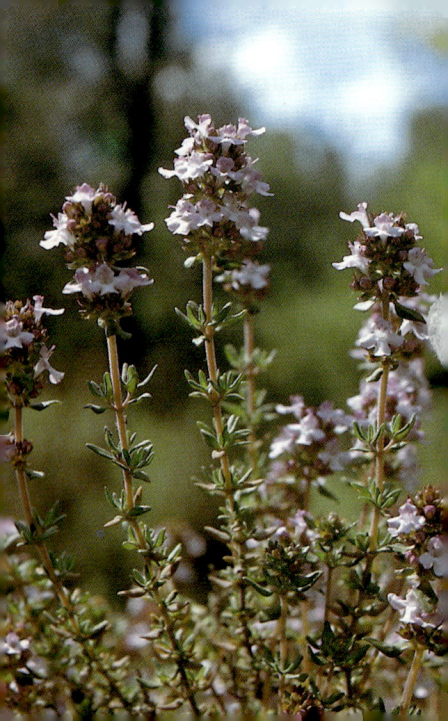

Thymian, Feld-, Quendel

Thymus serpyllum ♃

Vorkommen: auf trockenen Wiesen, Böschungen, an Rainen

Sammelzeit: blühendes Kraut von Mai bis September

Heilwirkung: schleimlösend, krampflösend, beruhigend

Anwendung: Der Tee (und der Sirup) wird vor allem bei Erkrankungen der Luftwege, besonders bei Husten und Bronchitis getrunken. Auch bei Magen- und Darmerkrankungen sowie Appetitlosigkeit kann der Tee zur Anwendung kommen. Man verwendet ihn ebenfalls zum Gurgeln bei Kehlkopf- und Mandelentzündung. Die Droge ist auch zum Inhalieren geeignet.

Anmerkung: Im Garten wird der Echte Thymian *(T. vulgaris)* angebaut.

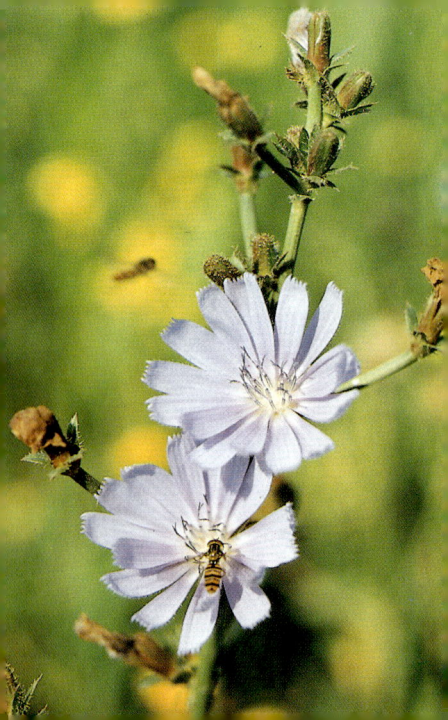

Wegwarte, Gemeine

Cichorium intybus ♃

Vorkommen: an Wegen, auf Ödland
Sammelzeit: Wurzeln von September
bis Oktober
Heilwirkung: appetitanregend, harntreibend, galletreibend
Anwendung: Die Droge wird in der Volksmedizin als Tee vor allem bei Leber- und Gallenerkrankungen, Verdauungsbeschwerden und Entzündungen der Harnwege verordnet.
Anmerkungen: Die Wurzel der Wegwarte diente früher als Kaffee-Ersatz. Heute wird eine Varietät der Wildform als Salatgemüse (Chicorée) feldmäßig angebaut und im Handel angeboten.

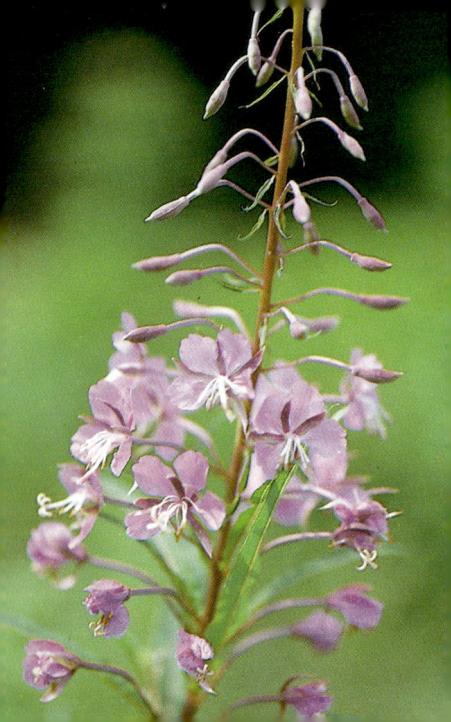

Weidenröschen, Schmalblättriges

Epilobium angustifolium ♃

Vorkommen: auf Waldlichtungen, Kahlschlägen, an Waldrändern, in Gebüschen

Sammelzeit: blühende Pflanzen im Juli/August

Heilwirkung: entzündungshemmend, beruhigend

Anwendung: Die Meinungen über die Heilwirkung der Pflanze sind sehr unterschiedlich. Erwähnenswert ist die Anwendung des Tees in der Volksmedizin bei Schlafstörungen, Migräne und Kopfschmerzen.

Das Kleinblütige Weidenröschen *(Epilobium parviflorum)* erlangt in jüngster Zeit Bedeutung bei Prostata- sowie Nieren- und Blasenerkrankungen.

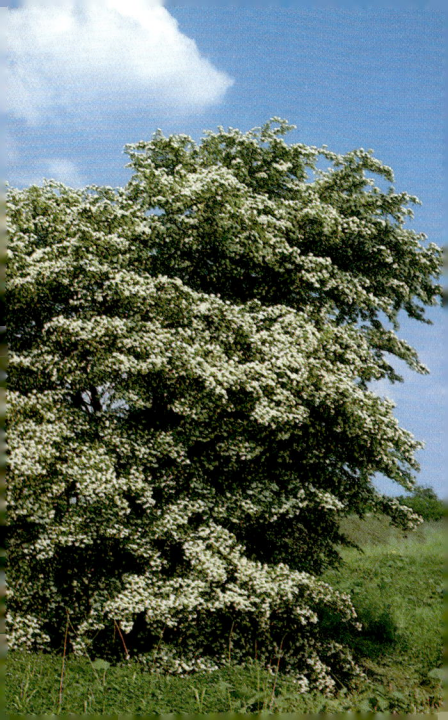

Weißdorn, Zweigriffliger

Crataegus laevigata ♄ – ♄

Vorkommen: an Wald- und Wegrändern, in Laub- und Kiefernwäldern
Sammelzeit: Früchte im September/Oktober, Blüten und Blätter im Mai/Juni
Heilwirkung: beruhigend sowie blutdrucksenkend, herzwirksam
Anwendung: Vor allem bei nervösen Herzbeschwerden, leichter Herzmuskelschwäche, Bluthochdruck, aber auch bei Schlafstörungen und Depressionen wird zu einer Teekur geraten. Zubereitungen mit Weißdorn gibt es auch in der Apotheke.
Anmerkung: Der Eingriffige Weißdorn *(Crataegus monogyna)* wird ebenso verwendet.

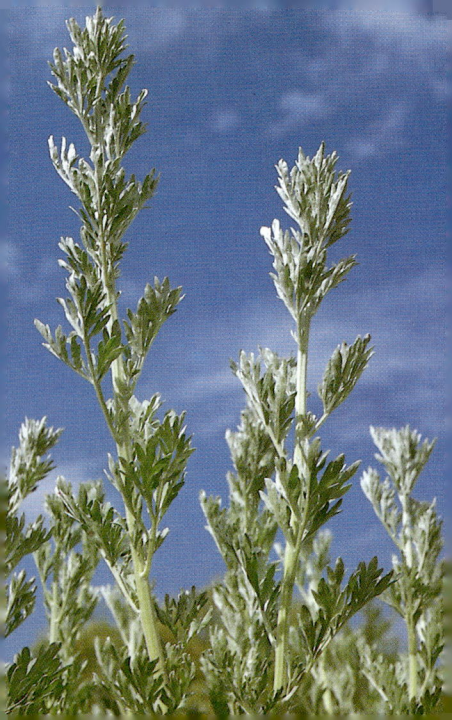

Wermut

Artemisia absinthium ♄

Vorkommen: auf trockenem, kalkhaltigem Ödland, an felsigen Abhängen, auch kultiviert

Sammelzeit: blühendes Kraut von Juni bis September

Heilwirkung: verdauungsfördernd, appetitanregend

Anwendung: Den sehr bitter schmeckenden Tee nimmt man bei Magenschleimhautentzündung, Appetitlosigkeit, Blähungen sowie Gallen- und Leberleiden. Er darf nur kurze Zeit verwendet werden, sonst kann es zu Vergiftungen kommen.

Anmerkungen: Wermut ist seit 1550 v. Chr. als Heilpflanze bekannt. Er wurde auch gegen Motten und Wanzen verwendet.

Gesundheitsstörungen von A–Z

Appetitlosigkeit
Augentrost, Fenchel, Kalmus, Linde, Melisse, Pfefferminze, Thymian, Wermut

Blähungen
Baldrian, Fenchel, Frauenmantel, Kalmus, Lavendel, Löwenzahn, Melisse, Pfefferminze, Wermut

Bronchialkatarrh, Verschleimung
Eibisch, Fenchel, Gundermann, Huflattich, Kamille, Königskerze, Malve, Spitzwegerich, Taubnessel, Thymian

Darmerkrankungen, Durchfall
Baldrian, Beinwell, Brennessel, Ehrenpreis, Eibisch, Fenchel, Frauenmantel, Gänsefingerkraut, Gundermann, Hirtentäschel, Kamille, Lavendel, Malve, Melisse, Odermennig, Pfefferminze, Salbei, Schafgarbe, Spitzwegerich, Thymian, Wegwarte

Entzündungen
im Mund- und Rachenraum

Ackerschachtelhalm, Frauenmantel, Gänsefingerkraut, Goldrute, Kalmus, Kamille, Labkraut, Odermennig, Salbei, Schafgarbe, Thymian

Erkältung

Fenchel, Huflattich, Kamille, Königskerze, Linde, Spitzwegerich, Stiefmütterchen

Frauenkrankheiten

Frauenmantel, Schafgarbe, Taubnessel

Gallenerkrankungen

Hirtentäschel, Kamille, Löwenzahn, Odermennig, Pfefferminze, Ringelblume, Schöllkraut, Wegwarte, Wermut

Herz- und Kreislaufstörungen

Herzgespann, Lavendel, Mistel, Weißdorn

Husten

Augentrost, Eibisch, Fenchel, Gundermann, Huflattich, Kamille, Königskerze, Malve, Spitzwegerich, Stiefmütterchen, Taubnessel, Thymian

Leber- und Milzerkrankungen

Hirtentäschel, Königskerze, Labkraut, Löwenzahn, Pfefferminze, Schöllkraut, Wegwarte, Wermut

Magenerkrankungen

Baldrian, Beinwell, Brennessel, Ehrenpreis, Eibisch, Fenchel, Frauenmantel, Gundermann, Hopfen, Huflattich, Kalmus, Kamille, Lavendel, Malve, Melisse, Odermennig, Pfefferminze, Ringelblume, Salbei, Schafgarbe, Spitzwegerich, Taubnessel, Thymian, Wermut

Nieren- und Blasenerkrankungen

Ackerschachtelhalm, Brennessel, Goldrute, Hirtentäschel, Labkraut, Löwenzahn, Quecke, Schöllkraut, Stiefmütterchen, Taubnessel

Rheuma

Brennessel, Ehrenpreis, Goldrute, Johanniskraut, Löwenzahn, Odermennig, Pfefferminze, Quecke

Schlafstörungen, Unruhe

Baldrian, Herzgespann, Hopfen, Johanniskraut, Lavendel, Melisse, Weidenröschen, Weißdorn

Zerrungen,
Prellungen, Verstauchungen

Arnika, Beinwell, Lavendel, Pfefferminze

Verzeichnis der botanischen Namen